中医经络指疗百科宝典

指疗五季安

宗绍峰 著

云南出版集团
云南科技出版社
·昆 明·

图书在版编目（CIP）数据

一针见穴：中医经络指疗百科宝典．指疗五季安 / 宗绍峰著．-- 昆明：云南科技出版社，2021.4
ISBN 978-7-5587-3343-7

Ⅰ．①一… Ⅱ．①宗… Ⅲ．①穴位疗法 Ⅳ．①R245.9

中国版本图书馆 CIP 数据核字 (2021) 第 009186 号

一针见穴：中医经络指疗百科宝典．指疗五季安
YIZHEN JIANXUE ZHONGYI JINGLUO ZHILIAO BAIKE BAODIAN ZHILIAO WUJI AN
宗绍峰 著

出 品 人：杨旭恒
总 策 划：杨旭恒
策　　划：高 亢 刘 康 李 非
责任编辑：王建明 唐坤红 洪丽春 蒋朋美 苏丽月 曾 芫
助理编辑：张 朝
责任校对：张舒园
责任印制：蒋丽芬

书　　号：ISBN 978-7-5587-3343-7
印　　刷：云南金伦云印实业股份有限公司
开　　本：787mm × 1092mm 1/64
印　　张：1.375
字　　数：70 千字
版　　次：2021 年 4 月第 1 版
印　　次：2021 年 4 月第 1 次印刷
定　　价：25.00 元

出版发行：云南出版集团公司 云南科技出版社
地　　址：昆明市环城西路 609 号
网　　址：http://www.ynkjph.com
电　　话：0871-64190889

序

华夏儿女被称为“炎黄子孙”是因为我们有共同的伟大祖先——炎帝和黄帝。炎帝号称“神农氏”，黄帝号称“轩辕氏”。

炎黄祖先留给后代子孙的不是良田万顷，不是金银珠宝，不是世袭爵禄，也不是红砖碧瓦，而是两本医书。

炎帝留给我们的是《神农本草经》，黄帝留给我们的是《黄帝内经》。一本讲药，一本讲医。

从人体经络的层面来说，人类的所有“病”都是由于人体经络堵塞而导致的。

“千般疢难，不越三条：一者，经络受邪，入藏府，为内所因也；二者，四肢九窍，血脉相传，壅塞不通，为外皮肤所中也；三者，房室、金刃、虫兽

所伤。以此详之，病由都尽。”（《金匮要略》）

古中医是华夏祖先在古代朴素唯物论的辩证法思想引导下，通过长期对天地自然的观察、感受和体会，通过数千年人的医疗实践，逐步形成的博大精深的医学理论体系。

古中医体系以阴阳、五行作为理论基础，通过对太阳系木、火、土、金、水五大行星的观察，发现了地球上一年“五季”（春、夏、长夏、秋、冬）对应人体肝、心、脾、肺、肾五脏相互依存、相互制约的辩证关系。发现维持人体新陈代谢的气血运行通道是经脉、络脉系统。通过“望、闻、问、切”四诊合参的方法，探求病因、病性、病位，分析病机及人体内五脏六腑、经络关节、气血津液的变化，判断邪正消长，进而得出病名，归纳出证型，以辨证论治原则，发明了“砭、针、灸、药、导引、按跷”六种古中医疗法，以及打坐、吐纳、气功、食疗等多种治疗手段，使人体达到阴阳平衡、五行调和而恢复健康。

古中医的核心是阴阳，灵魂是五行，命脉是经络，工具是“望闻问切”，方法是“砭、针、灸、药、导引、按跷”，精华是“大道至简”。

经络是经脉和络脉的总称，是运行全身气血、联络脏腑形体官窍、沟通上下内外、感应传导信息的通路系统，是人体结构的重要组成部分。

“人始生，先成精，精成而脑髓生，骨为干，脉为营，筋为刚，肉为墙，皮肤坚而毛发长，谷入于胃，脉道以通，血气乃行。

经脉者，所以能决死生、处百病、调虚实，不可不通。”（《灵枢》）

“学医不知经络，开口动手便错。”盖经络不明，无以识病证之根源，究阴阳之传变。如：伤寒三阴三阳，皆有部署，百病十二经脉可定

死生。既讲明其经络，然后用药径达其处，方能奏效。昔人望而知病者，不过熟其经络故也。”（《扁鹊心书》）

“经”的原意是“纵丝”，有“路径”的意思，是经络系统中的主要路径，存在于机体内部，贯穿上下，沟通内外；“络”的原意是“网络”，是主路分出的辅路，存在于机体的表面，纵横交错，遍布全身。

《灵枢·脉度》记载：“经脉为里，支而横者为络，络之别者为孙。”

将脉按大小、深浅的差异分别称为“经脉”“络脉”和“孙脉”。

经脉和络脉相当于地球上的经纬度线，由此区分、定位纵向和横向的区域与部位。

经络的主要内容有：十二经脉、十二经别、十五络脉、十二经筋、十二皮部、奇经八脉等。其中，属于经脉方面的，以十二经脉为主；属于络脉方面的，以十五络脉为主。它们纵横交贯，遍布全身，将人体内外、脏腑、肢节联系成为一个有机的整体。

经络是细胞群、体液、组织液之间交换能量通道，并且形成低电阻、神经信息和生物电信号的网络丛群。

经络是身体运行气血、联系脏腑和体表及全身各部的通道，是人体功能的调控系统。

在古中医典籍中，古人对穴位的认识从"节""会""气穴""气府"到"骨空""孔穴""穴道""腧穴""输穴""俞穴"，无论什么名称，核心就是发现人体经络上的这些点位，调节或控制着身体气血运行的大小、方向、速度。通过刺激这些穴位、点位，可以调整或改变身体的吸收、代谢、寒热、气血量等，进而帮助人体脏腑重回正常状态，恢复健康。

为区别于银针，手指在现代被中医称为"指

针”，点穴疗法简称“指疗”。

人体的十四条经络上有720个穴位，加上经外奇穴、阿是穴，超过上千个穴位，每个人等于身上背着“同仁堂”和“一心堂”。这些穴位可以祛寒除湿、舒筋活血、消炎止痛、滋阴壮阳、健脾和胃、宣肺理气、化痰止咳、疏肝利胆、清热解毒、润燥消渴、利尿消肿、润肠通便等。这些宝贵的“药材”绿色环保、便捷实惠无副作用，取之不尽，用之不竭。点不准舒筋活血，松松筋骨；点准了立竿见影，手到病除。

“邪风之至，疾如风雨，故善治者治皮毛，其次治肌肤，其次治筋脉，其次治六腑，其次治五脏。治五脏者，半死半生也。”（《素问·阴阳应象大论》）

面对炎黄祖先留给我们的国粹瑰宝，后代子孙怎能把无价珍宝弃之如敝屣，背着一身与上千种珍贵药材同疗效的穴位不用，而去寻医问药？

当我们或亲朋好友遇到疾病的困惑或折磨时，何不伸出手指，取出唾手可得的穴位良药，点按穴位，驱病祛疾，一针见穴，健康人生！

前言

在古代，我们的炎黄祖先按照木、火、土、金、水五大行星对地球的影响而将一年分为五个季节，即春、夏、长夏、秋、冬五季。其中，长夏季指每年农历的夏至到处暑，也是一年中的雨季。

年复一年的五季更替，直接影响着人体五脏六腑的健康。

“春夏养阳，秋冬养阴。”（《黄帝内经》）

通俗而言就是春夏季多补充些热量，尽可能祛寒除湿，秋冬季多吸收些凉爽，以避免燥热上火。如何达到春夏养阳，秋冬养阴的目的呢？

一方面可以点按穴位、疏经通络来调整全身的阴阳、寒热、燥湿，也就是温度和湿度；另一方面可以按照古中医“药食同源”的机理来选择食物，以补充身体所需的营养、维生素、矿物质和微量元素等。

“药食同源”指许多食物即药物，它们之间并无绝对的分界线，古代医学家将中药的“四性”“五味”理论运用到食物之中。药物也可食用，药物食用的理论基础也是食物疗法的基础。从字面简单理解，也可理解为“中药与食物是同时起源的”。

还有另一种理解：中药多属天然药物，包括植物药、动物药和矿物药，而可供人类饮食的食物，同样来源于自然界的动物、植物及部分矿物质。因此，中药和食物的来源也是相同的。

2002年，原中华人民共和国卫生部发布了《既是食品又是药品的物品名单》。2014年，原国家卫生计生委（现国家卫生健康委员会）发布的《按照传统既是食品又是中药材物质目录管理办法》里囊括了很多日常生活中常见的食物或者调味品可以作为中药材，比如丁香、八角、茴香等。

药品与食品的关系：

有些东西，只能用来治病，就称为“药物”，有些东西只能做饮食之用，就称为饮食物。但其中的大部分东西，既有治病的作用，同样也能当作饮食之用，即药食两用。由于它们都有治病功能，比如橘子、粳米、赤小豆、龙眼肉、山楂、乌梅、核桃、杏仁、饴糖、花椒、小茴香、桂皮、砂仁、南瓜子、蜂蜜等，它们既属于中药，有良好的治病疗效，又是大家经常吃的富有营养的可口食品。

在景色宜人的秋季，享受着丰收的喜悦，感恩着大自然的丰厚馈赠，传承炎黄智慧祖先留下的国粹瑰宝，伸出手指，点按穴位，疏通经络，健康来年。

中医经络指疗百科宝典

目录

一、古代五季划分

古中医里的一年五季是依照二十四节气来划分的：

春季起于立春，终于谷雨；

夏季起于立夏，终于大暑；

长夏起于夏至，终于处暑；

秋季起于立秋，终于霜降；

冬季起于立冬，终于大寒。

五季对应的阳历时间为：

春季：2月4日至5月4日；

夏季：5月5日至7月6日；

长夏：7月7日至8月6日；

秋季：8月7日至11月6日；

冬季：11月7日至次年2月3日。

古代的五季养生倡导春季防风，夏季清热，长夏消暑，秋季润燥，冬季御寒。

二、春季养生及常见病的预防和治疗

“春寒料峭”“乍暖还寒”“春捂秋冻”是形容春季气候特点的成语。早春时节，冷暖空气频繁交汇，天气多变忽冷忽热，若不注意保健、保暖就容易患上许多流行性疾病。

农历立春标志着春季的开始，是一年二十四个节气中的第一个，在每年阳历的2月4日前后。此时气温逐渐升高，冰冻开始融解，天下万物包括人体在内，经过冬三月的蛰藏之后，阳气开始上升，万物开始萌发，使人感到一种万象更新的气息。“春气之应，养生之道”，应助长这“萌生”的气息。此时人体内的“肝气”也随之升发，因肝气喜条达，故不宜抑郁而宜疏泄。雨水过后是惊蛰，此后可闻春雷，冬眠的动物开始苏醒、出土，这又是“生”的气息催发的结果。春分时，昼夜等长，古人称此为“阴阳各半”。到清明，雨量更加增多，湿度增加，百草萌芽，春耕大规模地开始了。此时人体内的肝气正旺，凡冬天保养不当者，春天易得温病。

春季，最容易发生呼吸道疾病，包括上呼吸道感染、支气管炎、肺炎、流行性感冒、麻疹、流行性腮腺炎、猩红热、水痘、流脑等。过敏体质的人容易诱发哮喘、过敏性鼻炎、变态反应性荨麻疹、结膜炎等过敏性疾病。

感冒

春季是呼吸道传染病的高发季节，由于天气多变，时暖时寒，加上此时人体的免疫力相对低下，细菌、病毒等致病微生物趁机而入侵袭人体，特别容易引起流感、流脑、流腮等呼吸道传染病。同时，随着气温升高，手足口病等传染病也逐渐抬头。若平时不注意锻炼，再加上室内空气不流通，很容易发生呼吸道传染性疾病的流行。

感冒又称『伤风』、急性鼻炎或上呼吸道感染，是一种常见的急性上呼吸道病毒性感染性疾病，表现为鼻塞、喷嚏、流涕、发热、咳嗽、头痛等，冬、春季节和季节交替时多发。

指疗穴位处方： 风池穴 承山穴 尺泽穴

风池穴： 穴位位于后颈部，枕骨下两侧，两条大筋外缘陷窝中，相当于与耳垂平齐。

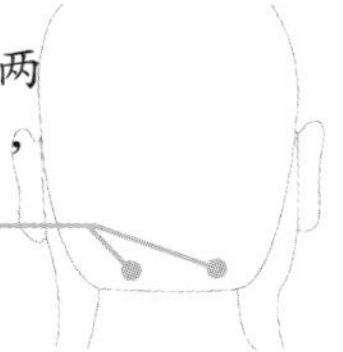

穴位穴性 属于胆经，五行属水。

穴位功效 该穴有疏风散热、壮阳益气的功效。

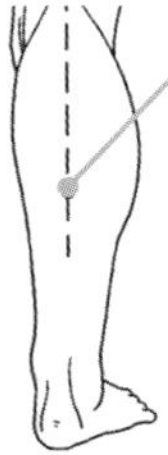

承山穴： 穴位位于人体的小腿后面正中，当伸直小腿或足跟上提时，小腿肚包下出现的尖角凹陷处即是；也可用食指斜按住小腿向上推，至小腿肚腹隆起时有一折凹处，按压有酸痛感便是。

穴位穴性 属于膀胱经，五行属水。

穴位功效 该穴有运化水湿、固化脾土的功效。承山穴为身体除湿大穴，祛除湿气即可承担起人体这座“大山”。

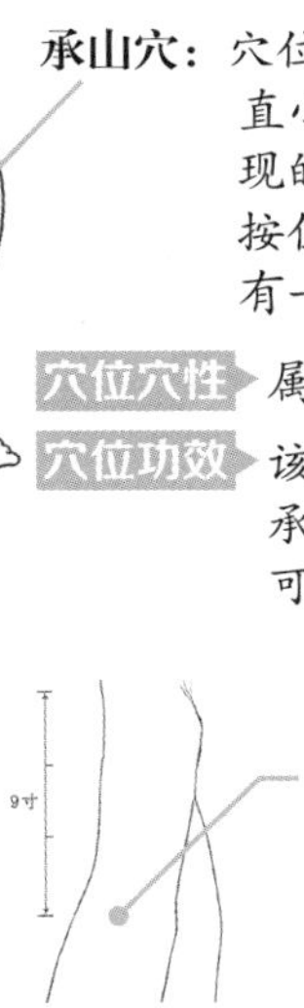

尺泽穴： 穴位位于在肘横纹中，肱二头肌腱大筋拇指侧凹陷处，微屈肘取穴。

穴位穴性 属于肺经，五行属水。

穴位功效 该穴有清宣肺气、泻火降逆的功效。

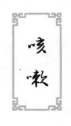

咳嗽

咳嗽是一种呼吸道常见症状，由于气管、支气管黏膜或胸膜受炎症、异物、物理或化学性刺激引起。咳嗽具有清除呼吸道异物和分泌物的保护性作用。但如果咳嗽不停，由急性转为慢性，常给人带来很大的痛苦，如胸闷、咽痒、气喘等，咳嗽也会伴随咳痰。

咳嗽的原因有吸入异物、感染、食物阻隔、气候改变、药物等。

指疗穴位处方： 膻中穴　鱼际穴　气户穴

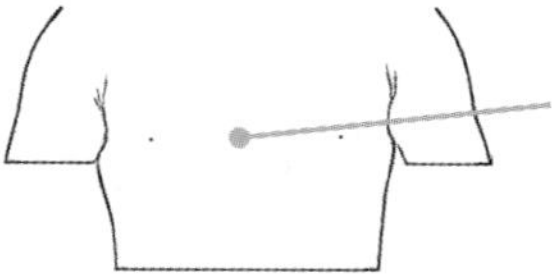

膻中穴： 穴位位于前正中线上，两乳头连线的中点。

穴位穴性 属于任脉，五行属火。

穴位功效 该穴有宽胸理气、活血通络、清肺止喘、舒畅心胸的功效。

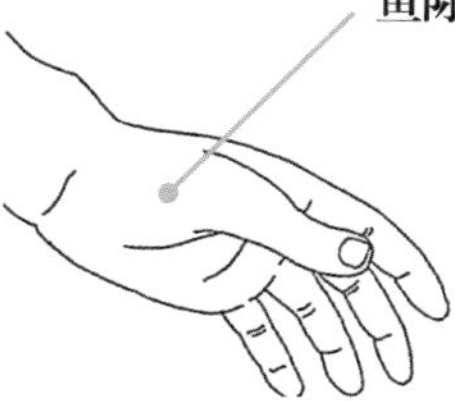

鱼际穴：穴位位于大拇指掌根肌肉丰隆处赤白肉相合之处，掌骨中点，因形如鱼腹，故谓之鱼际。

穴位穴性 属于肺经，五行属火。

穴位功效 该穴有清肺泄热、利咽止痛的功效。

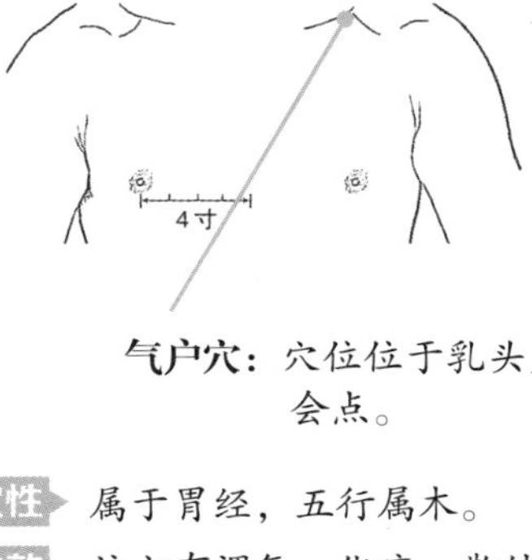

气户穴：穴位位于乳头直上与锁骨交会点。

穴位穴性 属于胃经，五行属木。

穴位功效 该穴有调气、化瘀、散结的功效。

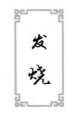

发烧

正常人机体的产热和散热过程经常保持动态平衡，当机体在致热源作用下或体温中枢的功能障碍时，使产热过程增加，而散热不能相应地随之增加或散热减少，体温升高超过正常范围，称为发热。包括感染性发热或非感染性发热。

指疗穴位处方：少商穴 外关穴 曲池穴

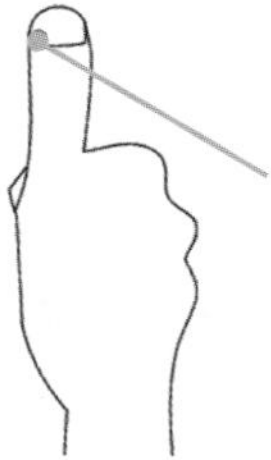

少商穴：穴位位于拇指末端拇指一侧，指甲根角侧上方0.1厘米处。

穴位穴性 属于肺经，五行属木。

穴位功效 该穴有清肺利咽、开窍醒神的功效。

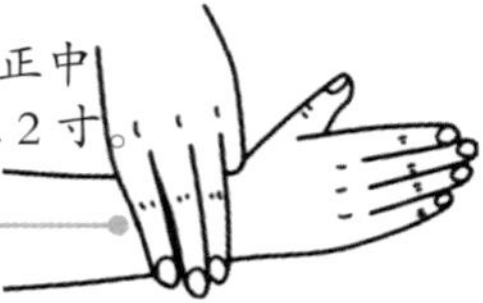

外关穴：穴位位于前臂背侧正中线上，腕背横纹上 2 寸。

穴位穴性 属于三焦经，五行属水。

穴位功效 该穴有联络气血、补阳益气的功效。

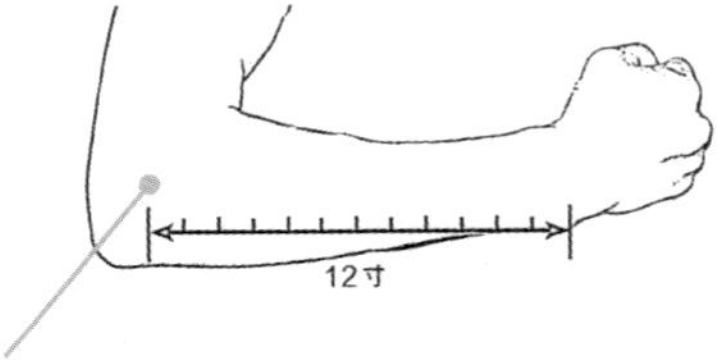

曲池穴：穴位位于手前臂，肘横纹终点与肘尖连线中点处。

穴位穴性 属于大肠经，五行属土。

穴位功效 该穴有清胃调肠、疏风清热、通络安神的功效。

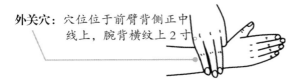

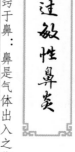

过敏性鼻炎

肺开窍于鼻：鼻是气体出入之信道，与肺直接相连。肺气正常，则鼻窍通利，嗅觉灵敏。若肺有病则可出现鼻塞、流涕、嗅觉异常，甚则出现鼻翼扇动，呼吸困难等症。特别是有过敏体质的人群，在秋季由于很难适应这一气候的变化，因此很容易患上鼻炎或者鼻炎发作。如果出现有频频打喷嚏直打得头痛、胸痛、肚子痛等情况的话，一定要提高警惕，因为这是过敏性鼻炎的典型症状。这个时候应该特别注意保暖避免受凉，并且保证饮食的清淡，这样才能远离过敏原。

指疗穴位处方：风池穴 承山穴 合谷穴

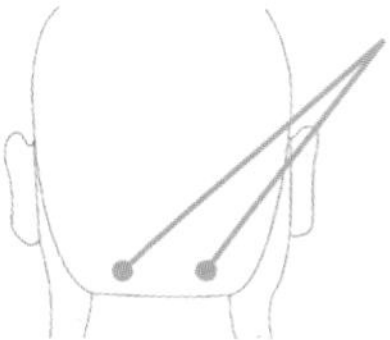

风池穴：穴位位于后颈部，枕骨下两侧，两条大筋外缘陷窝中，相当于与耳垂平齐。

穴位穴性 属于胆经，五行属水。

穴位功效 该穴有疏风散热、壮阳益气的功效。

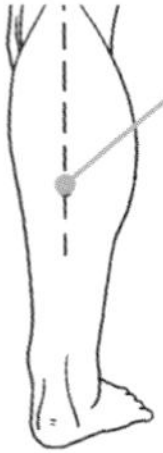

承山穴： 穴位位于人体的小腿后面正中，当伸直小腿或足跟上提时，小腿肚包下出现的尖角凹陷处即是；也可用食指斜按住小腿向上推，至小腿肚腹隆起时有一折凹处，按压有酸痛感便是。

穴位穴性 属于膀胱经，五行属水。

穴位功效 该穴有运化水湿、固化脾土的功效。承山穴为身体除湿大穴，祛除湿气即可承担起人体这座“大山”。

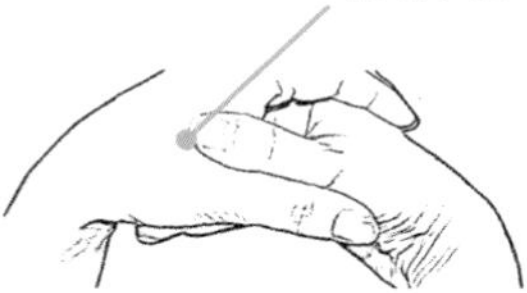

合谷穴： 穴位位于手背拇指、食指合拢肌肉最高点直下至食指掌骨处。或以一手的拇指指骨关节横纹，放在另一手拇、食指之间的指蹼缘上，拇指尖偏向食指处。

穴位穴性 属于大肠经，五行属金。

穴位功效 该穴有镇静止痛、通经活络、清热解表的功效。

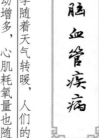

心脑血管疾病

春季随着天气转暖，人们的户外活动增多，心肌耗氧量也随之增加。老年人自身免疫功能下降，遭受风寒侵袭和细菌感染的机会也随之增多，容易发生感冒、发烧、肺部感染等呼吸系统的疾病，而这些疾病都有可能诱发或加重心血管疾病。温差较大，对血管收缩、舒张的调节要求较高，因此，心脑血管病，如高血压、冠心病、心肌梗死、脑中风等在春季更容易发作。

指疗穴位处方： 承山穴 太冲穴 曲泽穴

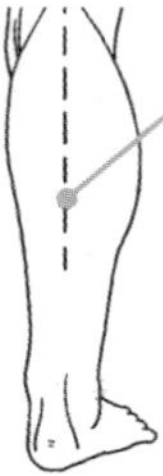

承山穴： 穴位位于人体的小腿后面正中，当伸直小腿或足跟上提时，小腿肚包下出现的尖角凹陷处即是；也可用食指斜按住小腿向上推，至小腿肚腹隆起时有一折凹处，按压有酸痛感便是。

穴位穴性 属于膀胱经，五行属水。

穴位功效 该穴有运化水湿、固化脾土的功效。承山穴为身体除湿大穴，祛除湿气即可承担起人体这座“大山”。

太冲穴： 穴位位于大脚趾和二脚趾骨向上交叉处。

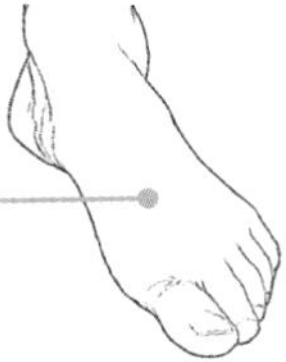

穴位穴性 属于肝经，五行属土。

穴位功效 该穴有平肝熄风、清热利湿、通络止痛的功效。

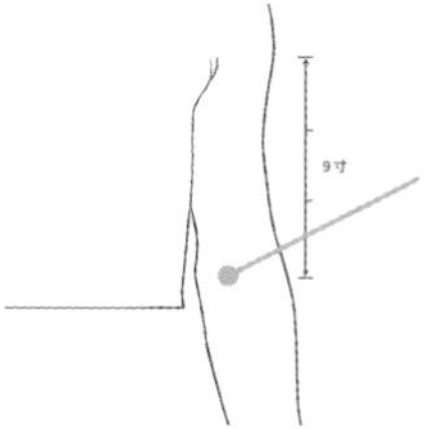

曲泽穴： 穴位位于肘横纹中，肱二头肌腱大筋小指侧取穴。

穴位穴性 属于心包经，五行属水。

穴位功效 该穴有散热降浊的功效。

春季疾病预防

早睡早起，养成良好的睡眠习惯，可以提高自身免疫力，预防疾病的发生。

饮食上多吃些清淡食品，多喝水，多吃新鲜蔬菜和水果。少吃油腻与腥辣食物，减少咽炎、扁桃体炎症发生。

锻炼身体，预防感冒，每天坚持做半小时的有氧运动，如散步、骑车、跳舞等。

春季食养原则是减酸益甘而养脾气。因为春天肝气旺，肝旺容易克伐脾土而引起脾胃病，而酸味是肝之本味，故此时应减酸味，不能再助长肝气以免过旺，这样可以保护脾气不受克伐。甘是脾的本味，为了抗御肝气的可能侵犯，增加甘味以增强脾气，可以此加强机体的防御。例如疏理肝气的陈皮、平熄肝风的杭菊、柔肝和脾的谷芽等，都是合时宜的食养食品。

在春季里，大自然为人类提供了不少野菜，如马兰头、苜蓿、蓬蒿菜等都有良好的清肝明目的作用。正因为此时脾胃容易受损，因此应注意少进难以消化的食物，尤其是老年人更应注意，如酒不宜过量，冷馔、粽子、黏冷肥腻之物均应严格控制，以免影响脏腑的正常功能。如果调养不当，过与不及都将伤及肝气。肝气伤则夏天当令的心火将失其所生。到了夏天心火会不足，心火不足，寒水将乘机侵犯而易致寒变，即该热时不热，该长者不长，中医学称此现象为『逆春气，养长者少』。

三、夏季常见病的预防和治疗

夏季是阳气最盛的季节，气候炎热而生机旺盛。此时是新陈代谢旺盛的时期，阳气外发，伏阴在内，气血运行亦相应地旺盛起来，活跃于机体表面。夏天的特点是燥热，“热”以“凉”克之，“燥”以“清”驱之。因此，“清燥解热”是夏季养生的关键。

盛夏酷暑蒸灼，人易感到困倦烦躁和闷热不安，夏季是心脏病的高发期，因此要注意养心，中医认为“心与夏气相通应”，心的阳气在夏季最为旺盛，所以夏季更要注意心脏的养生保健。夏季养生重在精神调摄，首先要使自己的思想平静下来，做到神清气和，切忌暴怒，以防心火内生。其次保持愉快而稳定的情绪，切忌大悲大喜，以免以热助热，火上浇油。心静人自凉，可达到养生的目的。

夏季易患口腔溃疡、咽喉肿痛、中暑、腹泻（蚊虫、冷饮、不洁食物）、血液黏稠（出汗水分缺失）、中风等疾病。

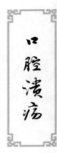

口腔溃疡

口腔溃疡俗称『口疮』，是一种常见的发生于口腔黏膜的溃疡性损伤病症，多见于唇内侧、舌头、舌腹、颊黏膜、前庭沟、软腭等部位。发作时疼痛剧烈，局部灼痛明显，严重者还会影响饮食、说话，对日常生活造成极大不便。口腔溃疡可并发口臭、慢性咽炎、便秘、头痛、头晕、恶心、乏力、烦躁、发热、淋巴结肿大等。

对于口腔溃疡的治疗，以消除病因、增强体质、对症治疗为主，治疗方法应坚持全身治疗和局部治疗相结合，生理和心理治疗相结合。

指疗穴位处方： 牵正穴 关冲穴 劳宫穴

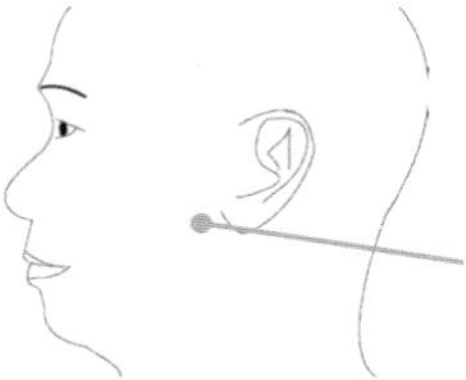

牵正穴： 穴位位于耳垂尖前1厘米处。

穴位穴性 属于经外奇穴。

穴位功效 该穴有清火散热的功效。

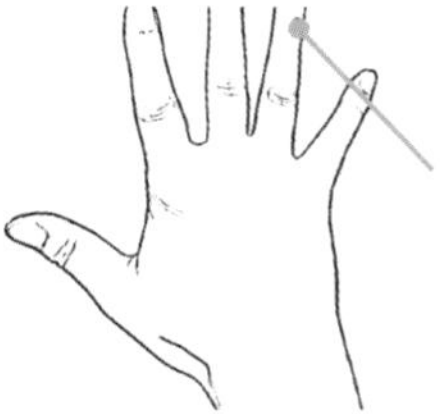

关冲穴： 穴位位于无名指指甲下方右侧0.1厘米处。

穴位穴性 属于三焦经，五行属金。

穴位功效 该穴有泻热开窍、清利喉舌、活血通络的功效。

劳宫穴： 穴位位于握拳时，中指指尖所对处。

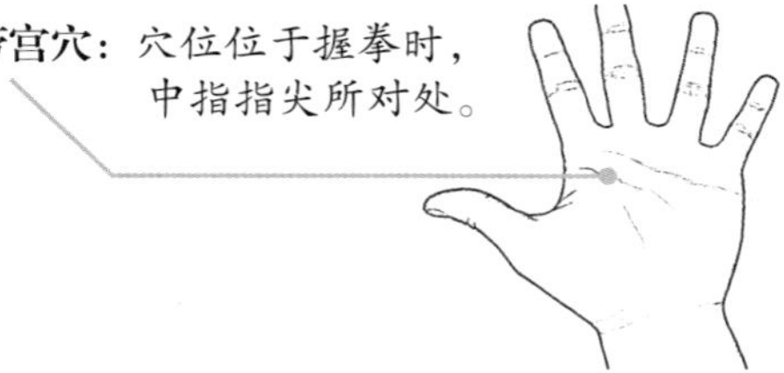

穴位穴性 属于心包经，五行属火。

穴位功效 该穴有提神醒脑、清心安神、散热燥湿的功效。

咽喉肿痛

病毒、细菌感染、过敏反应、灰尘、香烟、废气、热饮料或食物刺激咽喉及口腔黏膜的物质都可能引起咽喉肿痛，声音嘶哑是常见的伴随症状。口咽部位的发炎症状多为急性扁桃体发炎和急性咽炎，这两种情况多与感冒有关。

喉咽的炎症多是急性会厌炎和急性喉炎。急性会厌炎多感觉咽部很疼，甚至不敢吞咽食物，说话时有含水的声音，同时，咽部还有被堵住的感觉，严重时会导致呼吸困难，危及生命。急性喉炎发作时患者也有咽疼、咽部有异物感。

中医经络学认为咽喉肿痛跟胃、肺、大肠、肾和三焦有关。

指疗穴位处方： 内庭穴 鱼际穴 合谷穴

内庭穴：穴位位于足背第二、第三趾间，趾蹼缘后方赤白肉际处。

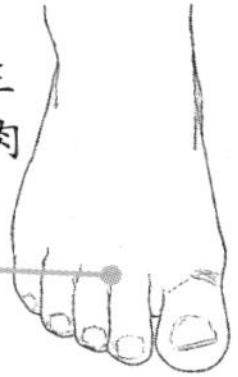

穴位穴性 属于胃经，五行属水。

穴位功效 该穴有清降胃火、通涤腑气的功效。

鱼际穴：穴位位于大拇指掌根肌肉丰隆处赤白肉相合之处，掌骨中点，因形如鱼腹，故谓之鱼际。

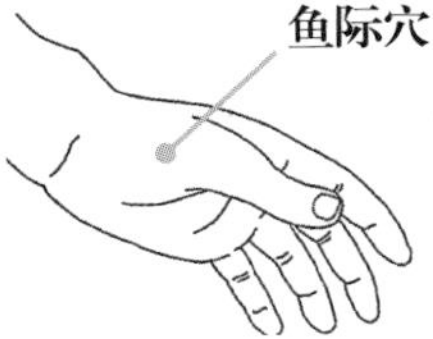

穴位穴性 属于肺经，五行属火。

穴位功效 该穴有清肺泄热、利咽止痛的功效。

合谷穴：穴位位于手背拇指、食指合拢肌肉最高点直下至食指掌骨处。或以一手的拇指指骨关节横纹，放在另一手拇、食指之间的指蹼缘上，拇指尖偏向食指处。

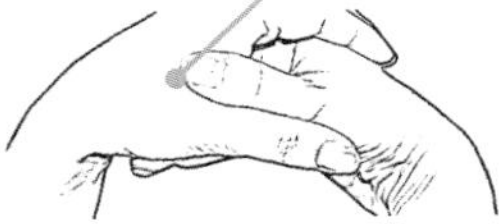

穴位穴性 属于大肠经，五行属金。

穴位功效 该穴有镇静止痛、通经活络、清热解表的功效。

腹泻

暑热外蒸，贪凉饮冷太过，易致暴泄，泻下无度。俗话说：『好汉架不住三泡稀』！

腹泻是指因感受外邪，或被饮食所伤，或情志失调，或脾胃虚弱，或脾肾阳虚等原因引起的以排便次数增多，粪便稀溏，甚至泄如水样为主证的病证。中医一般根据病因病机运用淡渗、升提、清凉、疏利、甘缓、酸收、燥脾、温肾、固涩的方法治疗。

指疗穴位处方： 承山穴 下痢穴 公孙穴

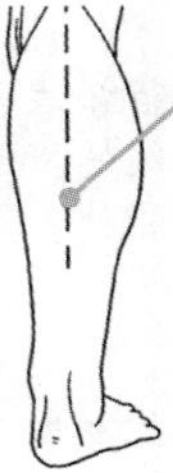

承山穴： 穴位位于人体的小腿后面正中，当伸直小腿或足跟上提时，小腿肚包下出现的尖角凹陷处即是；也可用食指斜按住小腿向上推，至小腿肚腹隆起时有一折凹处，按压有酸痛感便是。

穴位穴性 属于膀胱经，五行属水。

穴位功效 该穴有运化水湿、固化脾土的功效。承山穴为身体除湿大穴，祛除湿气即可承担起人体这座“大山”。

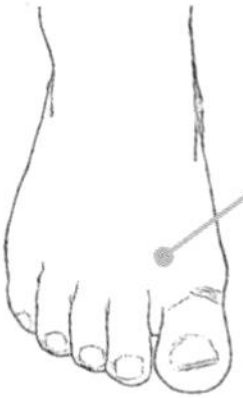

下痢穴： 穴位位于足背部位，脚拇趾和第二趾中间向里2厘米处。

穴位穴性 属于肝经，为经外特效穴。

穴位功效 该穴有润肠止泻的功效。

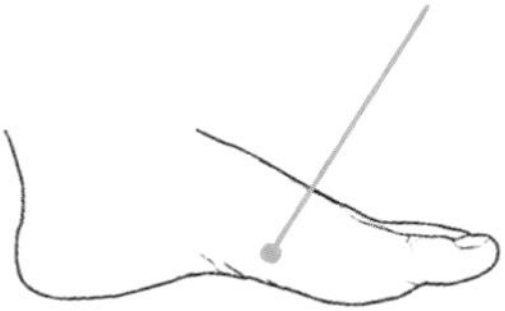

公孙穴： 穴位位于足内侧缘，沿大脚趾骨内侧向上推至足中部有一骨隆起的前下方，赤白肉际处。

穴位穴性 属于脾经，五行属木。

穴位功效 该穴有调节水湿风气、运化脾经气血的功效。

中暑

中暑是在暑热季节、高温或高湿环境下，由于体温调节中枢功能障碍、汗腺功能衰竭和水电解质丢失过多而引起的以中枢神经或心血管功能障碍为主要表现的急性疾病。可分为先兆中暑、轻症中暑、重症中暑。

先兆中暑指在高温环境下，出现头痛、头晕、口渴、多汗、四肢无力发酸、注意力不集中、动作不协调等，体温正常或略有升高。

轻症中暑除上述症状外，体温往往在38℃以上，伴有面色潮红、大量出汗、皮肤灼热，或出现四肢湿冷、面色苍白、血压下降、脉搏增快等表现。

重症中暑包括热痉挛、热衰竭和热射病。

指疗穴位处方： 水沟穴 关冲穴 劳宫穴

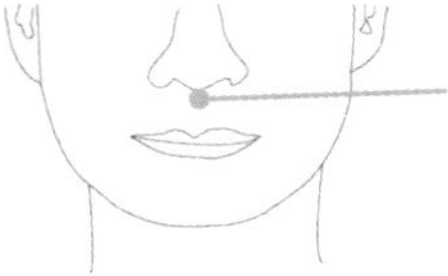

水沟穴：穴位位于人中沟中央的上 1/3 与下 2/3 交界处。

穴位穴性 属于督脉，五行属金。

穴位功效 该穴有清热开窍、回阳救逆的功效。

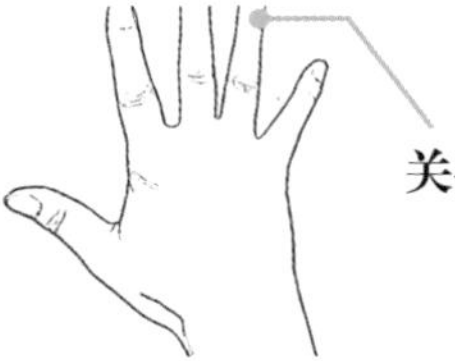

关冲穴：穴位位于无名指指甲下方右侧 0.1 厘米处。

穴位穴性 属于三焦经，五行属金。

穴位功效 该穴有泻热开窍、清利喉舌、活血通络的功效。

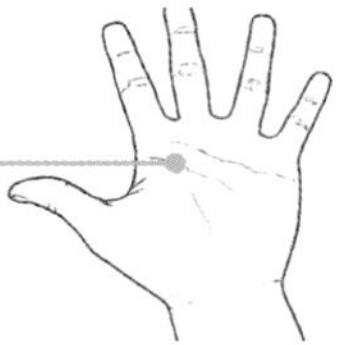

劳宫穴：穴位位于握拳时，中指指尖所对处。

穴位穴性 属于心包经，五行属火。

穴位功效 该穴有提神醒脑、清心安神、散热燥湿的功效。

中风预防

中风，有外风和内风之分，外风因感受外邪（风邪）所致；内风属内伤病证，又称脑卒中、卒中等。现代一般认为中风多因气血逆乱、脑脉痹阻或血溢于脑所致。以突然昏仆、半身不遂、肢体麻木、舌蹇不语，口舌歪斜，偏身麻木等为主要表现的脑神经疾病。

中风的原因归纳起来为虚（阴虚、气虚）、火（肝火、心火）、风（肝风、外风）、痰（风痰、湿痰）、气（气逆）、血（血瘀）。

注意头晕、头痛、肢体麻木、昏沉嗜睡、性格反常等先兆中风现象。

指疗穴位处方： 风池穴 承山穴 合谷穴

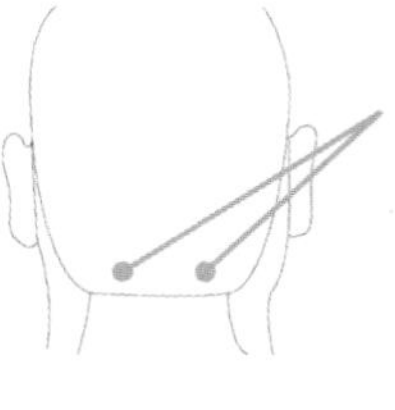

风池穴： 穴位位于后颈部，枕骨下两侧，两条大筋外缘陷窝中，相当于与耳垂平齐。

穴位穴性 属于胆经，五行属水。

穴位功效 该穴有疏风散热、壮阳益气的功效。

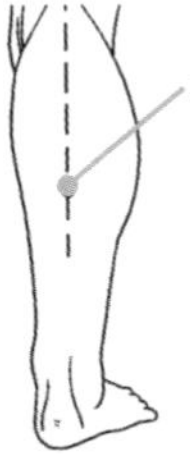

承山穴：穴位位于人体的小腿后面正中，当伸直小腿或足跟上提时，小腿肚包下出现的尖角凹陷处即是；也可用食指斜按住小腿向上推，至小腿肚腹隆起时有一折凹处，按压有酸痛感便是。

穴位穴性 属于膀胱经，五行属水。

穴位功效 该穴有运化水湿、固化脾土的功效。承山穴为身体除湿大穴，祛除湿气即可承担起人体这座“大山”。

合谷穴：穴位位于手背拇指、食指合拢肌肉最高点直下至食指掌骨处。或以一手的拇指指骨关节横纹，放在另一手拇、食指之间的指蹼缘上，拇指尖偏向食指处。

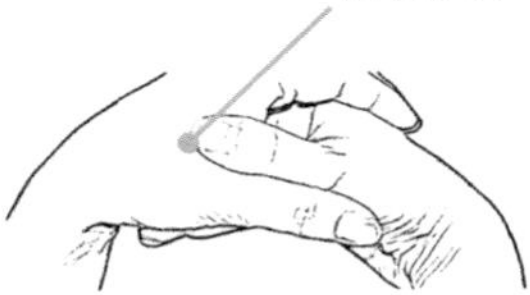

穴位穴性 属于大肠经，五行属金。

穴位功效 该穴有镇静止痛、通经活络、清热解表的功效。

夏季疾病预防

烈日下做好防晒，保证充足的睡眠，多洗温水澡帮助体温散发，多吃蔬菜瓜果，适量饮用盐开水、绿豆汤、酸梅汤等清凉饮料；预防『病从口入』，少吃隔夜隔餐的饭菜；餐具、食物等要防苍蝇、蚊虫叮咬，做好洗涤消毒工作；海鲜等水产品一定要煮熟煮透，不可生吃；不喝生水，防止水污染；保持室内外环境卫生，消灭苍蝇、蟑螂、老鼠等；常洗手洗澡。

夏天养心安神的食物有茯苓、麦冬、小枣、莲子、百合、竹叶、柏子仁等。日常饮食多注意，应多吃小米、玉米、豆类、鱼类、洋葱、土豆、冬瓜、苦瓜、芹菜、芦笋、南瓜、香蕉、苹果等，少吃动物内脏、鸡蛋黄、肥肉、鱼子、虾等，少吃过咸的食物，如咸鱼、咸菜等。

四、长夏季常见病的预防和治疗

湿为百病之源，脾怕湿肺怕燥。在炎热和多雨的长夏季，高温与闷湿并存，这个季节健脾是防病最重要的工作。

吹空调、冲凉等避暑生活习惯，可能导致感冒、发烧、咽喉疼痛和食欲不振；也容易引发肠胃疾病、皮肤过敏、风湿性关节炎、腰腿疼痛、颈椎病、心血管、高血压等疾病。所以，平时应尽量避免。

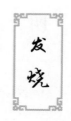

发烧

正常人机体的产热和散热过程通常保持动态平衡，当机体在致热源作用下或体温中枢的功能障碍时，使产热过程增加，而散热不能相应地随之增加或散热减少，体温升高超过正常范围，称为发热。包括感染性发热或非感染性发热。

指疗穴位处方：少商穴 外关穴 曲池穴

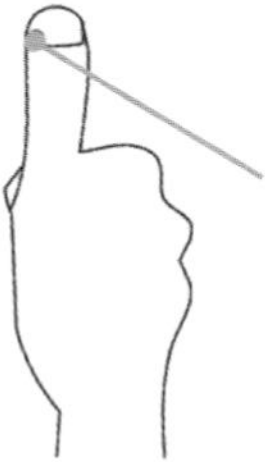

少商穴：穴位位于拇指末端拇指一侧，指甲根角侧上方 0.1 厘米处。

穴位穴性 属于肺经，五行属木 。

穴位功效 该穴有清肺利咽、开窍醒神的功效。

外关穴： 穴位位于前臂背侧正中线上，腕背横纹上2寸。

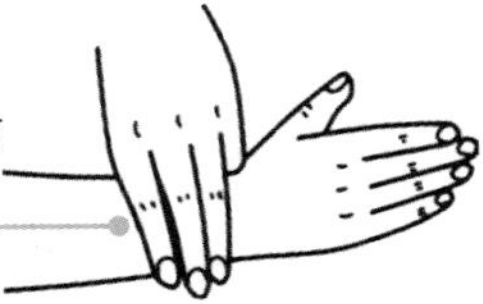

穴位穴性 属于三焦经，五行属水。

穴位功效 该穴有联络气血、补阳益气的功效。

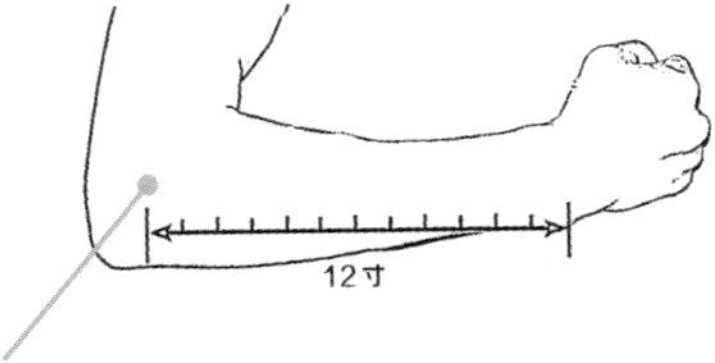

曲池穴： 穴位位于手前臂，肘横纹终点与肘尖连线的中点处。

穴位穴性 属于大肠经，五行属土。

穴位功效 该穴有清胃调肠、疏风清热、通络安神的功效。

食欲不振

食欲不振是指进食的欲望降低。多见于急慢性胃炎及其他的急危重病及药物、化疗等副作用。

中医指疗食欲不振的原则有散寒温中，和胃进食；芳香化浊，消食导积、舒肝和胃、清化湿热、导滞理气、健脾和胃、益胃养阴、温补肾阳等。

多吃米饭、面食、肉类、鱼类、蛋类、豆类、牛奶、燕麦、薏苡仁、百合、蔬菜、水果等食物，保证营养全面丰富。夏季可吃些菠萝、萝卜、仔姜等开胃蔬菜水果。

指疗穴位处方： 承山穴 丰隆穴 合谷穴

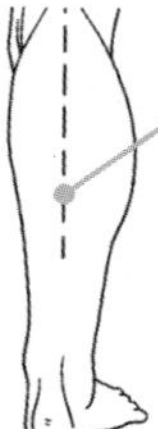

承山穴： 穴位位于人体的小腿后面正中，当伸直小腿或足跟上提时，小腿肚包下出现的尖角凹陷处即是；也可用食指斜按住小腿向上推，至小腿肚腹隆起时有一折凹处，按压有酸痛感便是。

穴位穴性 属于膀胱经，五行属水。

穴位功效 该穴有运化水湿、固化脾土的功效。承山穴为身体除湿大穴，祛除湿气即可承担起人体这座“大山”。

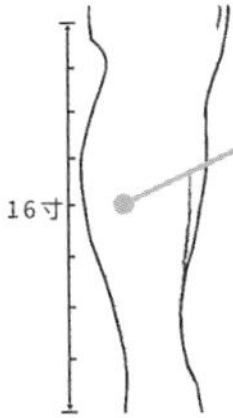

丰隆穴： 穴位位于腿外侧找到膝眼和外踝连线中点，胫骨（小腿大骨）前缘外侧 2.5 厘米，大约是两指的宽度。

穴位穴性 属于胃经，五行属水。

穴位功效 该穴有沉降胃浊、化痰理气的功效。

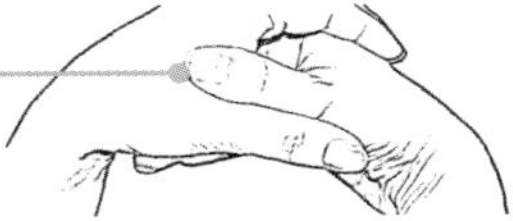

合谷穴： 穴位位于手背拇指、食指合拢肌肉最高点直下至食指掌骨处。或以一手的拇指指骨关节横纹，放在另一手拇、食指之间的指蹼缘上，拇指尖偏向食指处。

穴位穴性 属于大肠经，五行属金。

穴位功效 该穴有镇静止痛、通经活络、清热解表的功效。

肠胃不适

遇到不顺心的事情，生气发怒，有些人会气得胃痛，感觉肠胃不舒服，常常会情不自禁地用手按压腹部。如果按揉肚子后疼痛症状不能缓解，那就需要疏通脾、胃和膀胱经，点按疏肝理气、健脾和胃的穴位，经络一畅通，胃痛和肠胃不舒服的症状也就很快消失了。

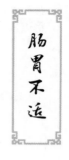

指疗穴位处方：承山穴 上巨虚穴 公孙穴

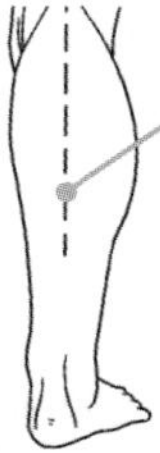

承山穴：穴位位于人体的小腿后面正中，当伸直小腿或足跟上提时，小腿肚包下出现的尖角凹陷处即是；也可用食指斜按住小腿向上推，至小腿肚腹隆起时有一折凹处，按压有酸痛感便是。

穴位穴性 属于膀胱经，五行属水。

穴位功效 该穴有运化水湿、固化脾土的功效。

承山穴为身体除湿大穴，祛除湿气即可承担起人体这座“大山”。

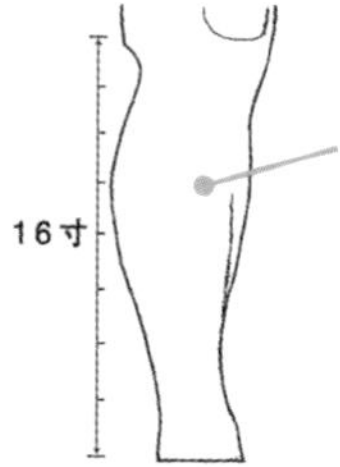

上巨虚穴：穴位位于外膝眼下 6 寸（四横指加四横指）。

穴位穴性 属于胃经，五行属土。

穴位功效 该穴有调和肠胃、理气止痛、健脾祛湿的功效。

公孙穴：穴位位于足内侧缘，沿大脚趾骨内侧向上推至足中部有一骨隆起的前下方，赤白肉际处。

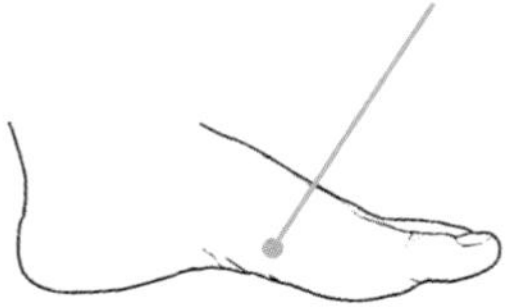

穴位穴性 属于脾经，五行属木。

穴位功效 该穴有调节水湿风气、运化脾经气血的功效。

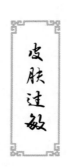

皮肤过敏

皮肤过敏是常见的过敏形式，又称为过敏性皮肤。过敏的特点就是皮肤发痒。现代医学认为皮肤过敏是当皮肤受到各种刺激，如不良反应的化妆品、化学制剂、花粉、某些食品、污染的空气等，导致皮肤出现红肿、发痒、脱皮及过敏性皮炎等过敏症状。

指疗穴位处方： 风市穴　百虫窝穴

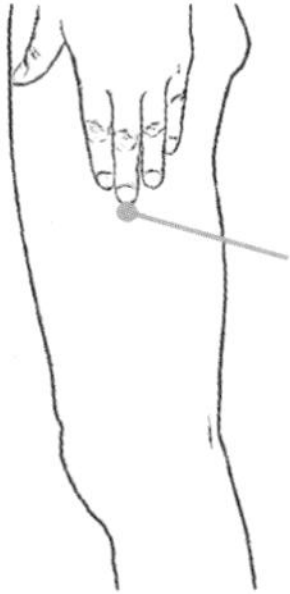

风市穴： 穴位位于垂直站立，双手下垂于体侧时，中指尖处即是。

穴位穴性 属于胆经，五行属金。

穴位功效 该穴有祛除风寒风热、运化水湿的功效。

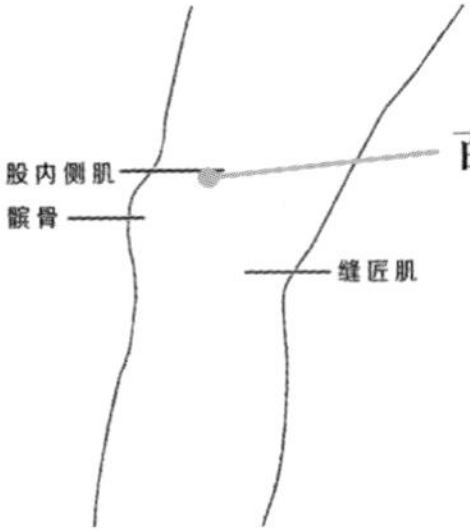

百虫窝穴： 穴位位于大腿内侧，髌骨底内侧端上 3 寸。

穴位穴性 属于脾经，经外奇穴。

穴位功效 该穴有祛风活血、止痒润燥的功效。

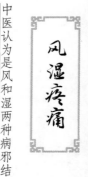

风湿疼痛

中医认为是风和湿两种病邪结合所致的病症。症见有头痛、发热、微汗、恶风、身重、小便不利、骨节酸痛、不能屈伸等。关节病变除有疼痛外尚伴有肿胀和活动障碍，呈发作与缓解交替的慢性病程。由于患者的血液循环不通畅，导致肌肉或者组织所需要的营养无法通过血液循环来输送，致使患者肌肉缺少营养而加速老化变得僵硬，严重的会导致患者肌肉和血管萎缩，部分患者甚至会出现关节致残和内脏功能衰竭。

指疗穴位处方：承山穴 公孙穴 合谷穴

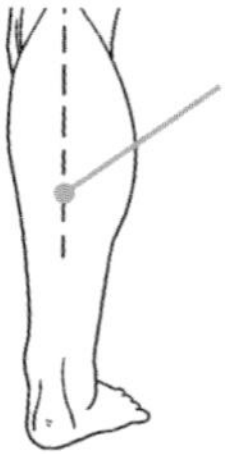

承山穴：穴位位于人体的小腿后面正中，当伸直小腿或足跟上提时，小腿肚包下出现的尖角凹陷处即是；也可用食指斜按住小腿向上推，至小腿肚腹隆起时有一折凹处，按压有酸痛感便是。

穴位穴性 属于膀胱经，五行属水。

穴位功效 该穴有运化水湿、固化脾土的功效。
承山穴为身体除湿大穴，祛除湿气即可承担起人体这座“大山”。

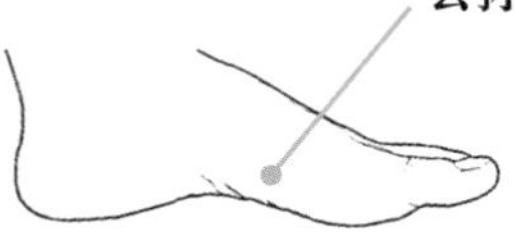

公孙穴：穴位位于足内侧缘，沿大脚趾骨内侧向上推至足中部有一骨隆起的前下方，赤白肉际处。

穴位穴性 属于脾经，五行属木。

穴位功效 该穴有调节水湿风气、运化脾经气血的功效。

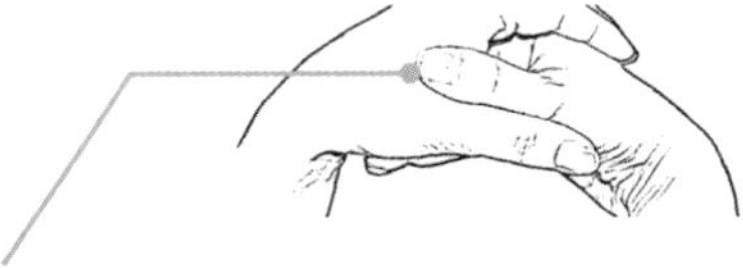

合谷穴：穴位位于手背拇指、食指合拢肌肉最高点直下至食指掌骨处。或以一手的拇指指骨关节横纹，放在另一手拇、食指之间的指蹼缘上，拇指尖偏向食指处。

穴位穴性 属于大肠经，五行属金。

穴位功效 该穴有镇静止痛、通经活络、清热解表的功效。

长夏季疾病预防

一是健脾除湿。湿邪是夏天的一大邪气，加上夏日脾胃功能低下，人们经常感觉胃口不好，容易腹泻，出现舌苔白腻等症状，所以应常服健脾利湿之物。一般多选择健脾芳香化湿及淡渗利湿之品，如藿香、佩兰等。

二是清热消暑。长夏季日气温高，暑热邪盛，人体心火较旺，因此可适当吃些清热解暑的食物，如酸角、杨梅、西瓜、小米粥等祛暑。

三是补养肺肾。按五行规律，夏天心火旺而肺金、肾水虚衰，要注意补养肺肾之阴。可食用枸杞子、生地、百合、桑葚，可防出汗太过，耗伤津气。

四是冬病夏治，即夏天人体和外界阳气盛，冬季易患的疾病在夏季比较虚弱。煨服红豆薏仁米汤可祛除体内湿气；用鲜芝麻花常搓易冻伤处，可预防冬季冻疮；喝甘草干姜汤，可治疗冬季咳嗽和鼻炎。

五是以清为点。夏天的特点是『热』，故养生的关键在于『清』。夏天气温高，人们出汗多、胃口差，当然，如果『清淡』意味着吃东西更要讲究卫生，不吃过多的油腻食物，多吃点水果多饮水，那还是有道理的。人体要适应自然环境、季节气候的变化。

五、秋季常见病的预防和治疗

秋季，指农历八、九、十月，包括立秋、处暑、白露、秋分、寒露、霜降六个节气。秋季，暑夏的高温已降低，人们烦躁的情绪也随之平静，且秋风带来一片丰收，在秋季宜人的气候和丰厚的物质基础上养生合时合宜。夏季过多的出汗和体力耗损也应在秋天及时补充，所以秋季要特别重视养生保健。立秋过后气温逐渐由升温转成降温，气候虽然早晚凉爽，但人极易倦怠、乏力等。根据中医“春夏养阳，秋冬养阴”的原则，此时进补正逢其时。而秋季的进补贴“秋膘”也是为即将到来的冬季储备热量。

秋季易患伤风感冒、过敏性鼻炎、肺燥咳嗽、咽喉发炎、口腔溃疡、便秘等疾病。

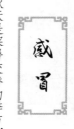

感冒

秋天是寒暑交替的季节，气候特点是初秋湿热较甚；白露后雨水减少，气候干燥，昼热夜凉；寒露后天气很快变冷。由于昼夜温差变大，冷暖多变，许多人很难适应气候的变化，极易发生疾病或引起旧病复发。

感冒又称『伤风』、急性鼻炎或上呼吸道感染，是一种常见的急性上呼吸道病毒性感染性疾病，表现为鼻塞、喷嚏、流涕、发热、咳嗽、头痛等，冬、春季节和季交替时多发。

指疗穴位处方：风池穴 承山穴 尺泽穴

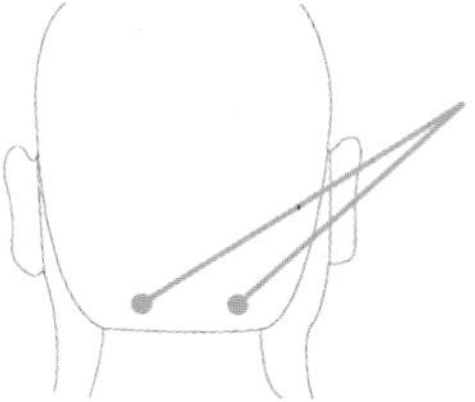

风池穴：穴位位于后颈部，枕骨下两侧，两条大筋外缘陷窝中，相当于与耳垂平齐。

穴位穴性 属于胆经，五行属水。

穴位功效 该穴有疏风散热、壮阳益气的功效。

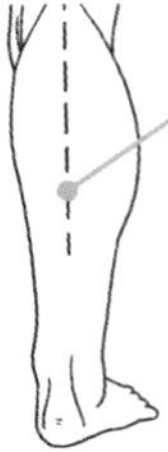

承山穴： 穴位位于人体的小腿后面正中，当伸直小腿或足跟上提时，小腿肚包下出现的尖角凹陷处即是；也可用食指斜按住小腿向上推，至小腿肚腹隆起时有一折凹处，按压有酸痛感便是。

穴位穴性 属于膀胱经，五行属水。

穴位功效 该穴有运化水湿、固化脾土的功效。承山穴为身体除湿大穴，祛除湿气即可承担起人体这座“大山”。

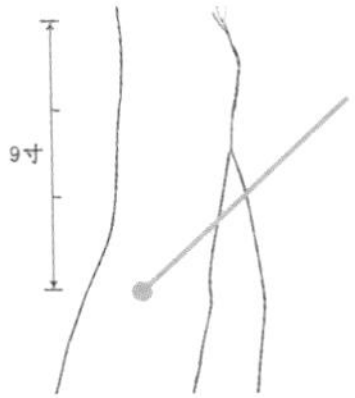

尺泽穴： 穴位位于肘横纹中，肱二头肌腱大筋拇指侧凹陷处，微屈肘取穴。

穴位穴性 属于肺经，五行属水。

穴位功效 该穴有清宣肺气、泻火降逆的功效。

鼻炎

肺开窍于鼻：鼻是气体出入之信道，与肺直接相连。肺气正常，则鼻窍通利，嗅觉灵敏。若肺有病则可出现鼻塞、流涕、嗅觉异常，甚至出现鼻翼扇动，呼吸困难等症。特别是有过敏体质的人，在秋季由于很难适应这一气候的变化，很容易患上鼻炎或者引起鼻炎发作。如果出现有频频打喷嚏直打得头痛、胸疼、肚子痛等情况，一定要特别注意，因为这是过敏性鼻炎的典型症状。这个时候应该特别注意保暖避免受凉，并且保证饮食的清淡，这样才能远离过敏原。

指疗穴位处方： 风池穴 承山穴 合谷穴

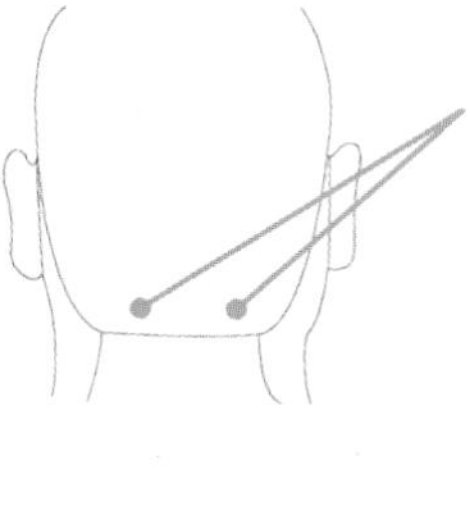

风池穴： 穴位位于后颈部，枕骨下两侧，两条大筋外缘陷窝中，相当于与耳垂平齐。

穴位穴性 属于胆经，五行属水。

穴位功效 该穴有疏风散热、壮阳益气的功效。

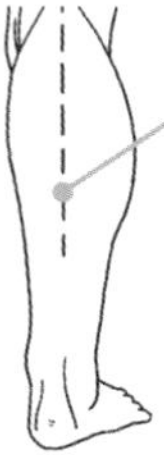

承山穴： 穴位位于人体的小腿后面正中，当伸直小腿或足跟上提时，小腿肚包下出现的尖角凹陷处即是；也可用食指斜按住小腿向上推，至小腿肚腹隆起时有一折凹处，按压有酸痛感便是。

穴位穴性 属于膀胱经，五行属水。

穴位功效 该穴有运化水湿、固化脾土的功效。承山穴为身体除湿大穴，祛除湿气即可承担起人体这座“大山”。

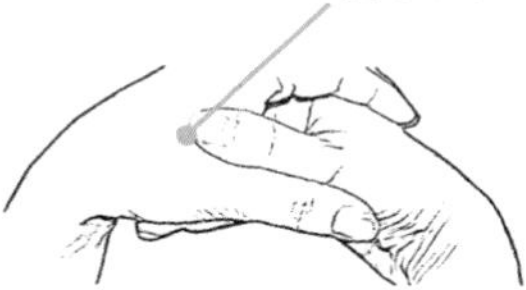

合谷穴： 穴位位于手背拇指、食指合拢肌肉最高点直下至食指掌骨处。或以一手的拇指指骨关节横纹，放在另一手拇、食指之间的指蹼缘上，拇指尖偏向食指处。

穴位穴性 属于大肠经，五行属金。

穴位功效 该穴有镇静止痛、通经活络、清热解表的功效。

皮肤瘙痒

肺合皮毛：皮毛指人体的肌表与毛孔，是人体抵抗外邪的屏障。肺能将卫气和津液输布到肌表，温养皮毛，以维持其正常的生理功能。肺气充足则皮毛润泽，汗孔开合正常，机体不易受外邪的侵袭。若肺气虚弱，则卫外之气不足，肌表不固，容易自汗，并易受外邪侵袭而经常感冒，而外邪侵袭肌表，又多引起肺的病症。皮肤为肺所主，皮肤瘙痒是秋季非常常见的一种疾病，一般情况下吃了刺激性食物或温度升高时易诱发或加重。这个季节，沐浴不宜过勤，沐浴时不宜使用碱性过大的香皂或沐浴露。

指疗穴位处方： 风市穴 鱼际穴 曲池穴

风市穴： 穴位位于垂直站立，双手下垂于体侧时，中指尖处。

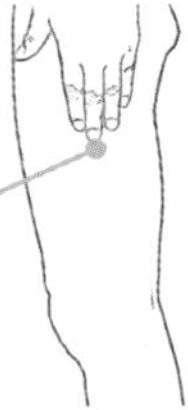

穴位穴性 属于胆经，五行属金。

穴位功效 该穴有祛除风寒风热、运化水湿的功效。

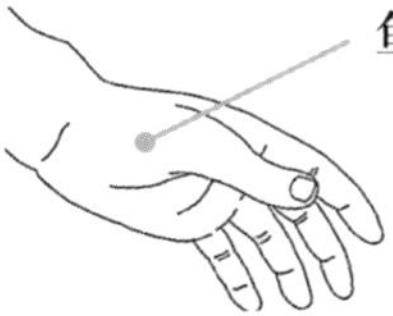

鱼际穴： 穴位位于大拇指掌根肌肉丰隆处赤白肉相合之处，掌骨中点，因形如鱼腹，故谓之鱼际。

穴位穴性 属于肺经，五行属火。

穴位功效 该穴有清肺泄热、利咽止痛的功效。

曲池穴： 穴位位于手前臂，肘横纹终点与肘尖连线的中点处。

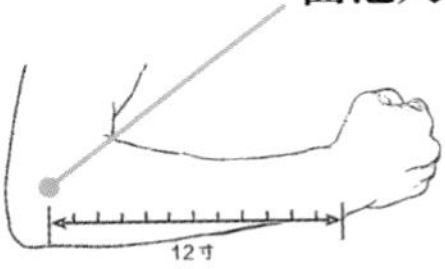

穴位穴性 属于大肠经，五行属土。

穴位功效 该穴有清胃调肠、疏风清热、通络安神的功效。

口腔溃疡

口腔溃疡俗称『口疮』，是一种常见的发生于口腔黏膜的溃疡性损伤病症，多见于唇内侧、舌头、舌腹、颊黏膜、前庭沟、软腭等部位。发作时疼痛剧烈，局部灼痛明显，严重者还会影响饮食、说话，对日常生活造成极大不便；可并发口臭、慢性咽炎、便秘、头痛、头晕、恶心、乏力、烦躁、发热、淋巴结肿大等。

对于口腔溃疡的治疗，以消除病因、增强体质、对症治疗为主，治疗方法应坚持全身治疗和局部治疗相结合，生理和心理治疗相结合。

口腔溃疡的原因除了因为干燥的气候所致外，口腔损伤、营养缺乏、激素变化等因素都会直接导致口腔溃疡的出现。平常应注意保持口腔清洁，常用淡盐水漱口，少吃辛辣、厚味的刺激性食品，保持大便通畅。此外，口腔溃疡在很大程度上与个人身体素质有关，因此口腔溃疡也被认为是身体变弱的信号，所以患者要加强身体锻炼，改善体质。

指疗穴位处方： 牵正穴 关冲穴 劳宫穴

牵正穴：穴位位于耳垂尖前1厘米处。

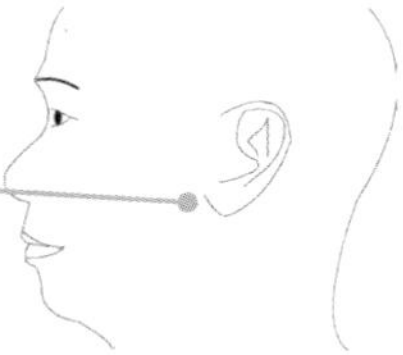

穴位穴性　属于经外奇穴。

穴位功效　该穴有清火散热的功效。

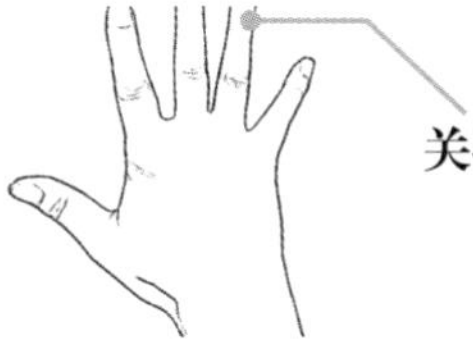

关冲穴：穴位位于无名指指甲下方右侧0.1厘米处。

穴位穴性　属于三焦经，五行属金。

穴位功效　该穴有泻热开窍、清利喉舌、活血通络的功效。

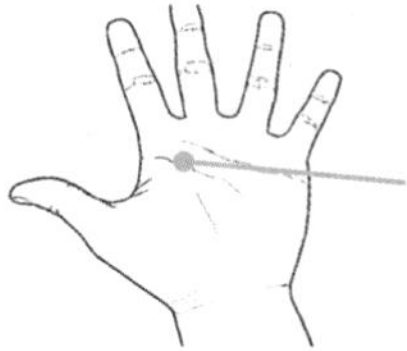

劳宫穴：穴位位于握拳时，中指指尖所对处。

穴位穴性　属于心包经，五行属火。

穴位功效　该穴有提神醒脑、清心安神、散热燥湿的功效。

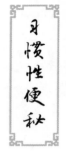

习惯性便秘

肺与大肠相表里，秋季过后由于气候的特点，很容易导致大便出现干燥难排的情况，其主要表现为便次减少，粪质坚硬，常伴有左下腹腹胀感、欲便不畅等。到了秋季有习惯性便秘的，每天至少要喝2000～3000毫升的温水，可有效预防便秘。

指疗穴位处方：承山穴 陷谷穴 合谷穴

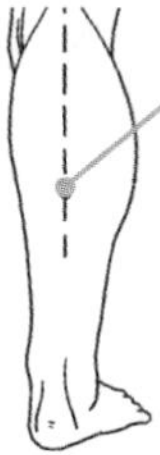

承山穴：穴位位于人体的小腿后面正中，当伸直小腿或足跟上提时，小腿肚包下出现的尖角凹陷处即是；也可用食指斜按住小腿向上推，至小腿肚腹隆起时有一折凹处，按压有酸痛感便是。

穴位穴性 属于膀胱经，五行属水。

穴位功效 该穴有运化水湿、固化脾土的功效。承山穴为身体除湿大穴，祛除湿气即可承担起人体这座“大山”。

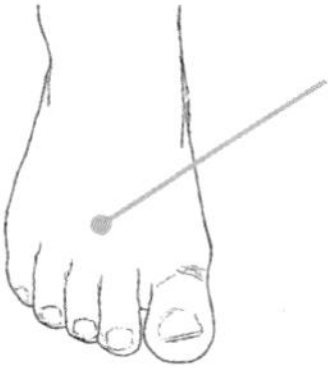

陷谷穴：穴位位于正坐垂足或仰卧位时，第 2、3 脚趾交叉点往上 1 厘米处凹陷中。

穴位穴性 属于胃经，五行属木。

穴位功效 该穴有清热解表、和胃行水、理气止痛的功效。

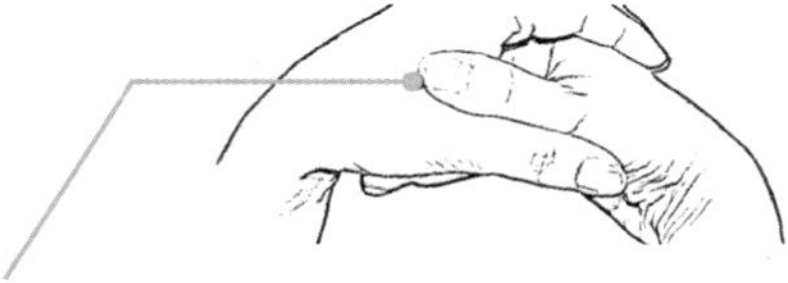

合谷穴：穴位位于手背拇指、食指合拢肌肉最高点直下至食指掌骨处。或以一手的拇指指骨关节横纹，放在另一手拇、食指之间的指蹼缘上，拇指尖偏向食指处。

穴位穴性 属于大肠经，五行属金。

穴位功效 该穴有镇静止痛、通经活络、清热解表的功效。

秋季疾病预防

宜多吃酸性食物，如苹果、橘子、猕猴桃、白萝卜、白梨等，以收敛肺气；少吃辛辣食物，如葱、姜等，可避免发散泻肺。银耳、豆腐、百合、蜂蜜、糯米、粳米、豆芽等有润肺作用，宜常吃。此外，秋季主养肺，可适当喝些鸡汤、骨汤等。

六、冬季常见病的预防和治疗

冬季是匿藏精气的时节，冬令进补以立冬后至立春前这段期间最为适宜。冬季气候寒冷，寒气凝滞收引，易导致人体气机、血运不畅，而使许多旧病复发或加重。特别是那些严重威胁生命的疾病，如中风、脑出血、心梗等，不仅发病率明显增高，而且死亡率亦急剧上升。所以冬季养生要注意防寒。冬季，人体阳气收藏，气血趋向于里，皮肤致密，水湿不易从体表外泄，而经肾、膀胱的气化，少部分变为津液散布周身，大部分化为水，下注膀胱成为尿液，无形中就加重了肾脏的负担，易导致肾炎、遗尿、尿失禁、水肿等疾病。

冬季易患疾病有：风寒感冒、风寒咳嗽、心梗、脑梗、偏头痛、老寒腿、青光眼、支气管炎、冻疮、面瘫。

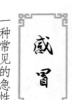

感冒

感冒又称『伤风』、急性鼻炎或上呼吸道感染。是一种常见的急性上呼吸道病毒性感染性疾病，表现为鼻塞、喷嚏、流涕、发热、咳嗽、头痛等，冬、春季节和季节交替时多发。

感冒一年四季都有可能发生，但是最多的是发生在冬季。这是因为冬天天气寒冷，身体受到寒冷的侵袭，抵抗力减弱，病毒乘机大肆活动，所以绝大多数冬天患的感冒属于风寒型感冒。加上冬天天气比较干燥，时常刮风，带病毒的飞沫更易传播，而室内保温，门窗封闭，这种环境自然使得流感型感冒在冬天更容易传播感染。

指疗穴位处方：风池穴 承山穴 尺泽穴

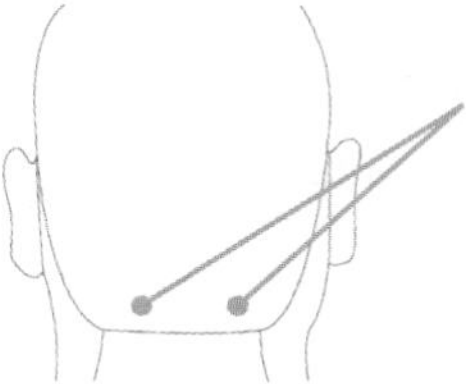

风池穴：穴位位于后颈部，枕骨下两侧，两条大筋外缘陷窝中，相当于与耳垂平齐。

穴位穴性 属于胆经，五行属水。

穴位功效 该穴有疏风散热、壮阳益气的功效。

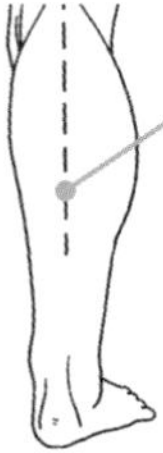

承山穴： 穴位位于人体的小腿后面正中，当伸直小腿或足跟上提时，小腿肚包下出现的尖角凹陷处即是；也可用食指斜按住小腿向上推，至小腿肚腹隆起时有一折凹处，按压有酸痛感便是。

穴位穴性 属于膀胱经，五行属水。

穴位功效 该穴有运化水湿、固化脾土的功效。承山穴为身体除湿大穴，祛除湿气即可承担起人体这座“大山”。

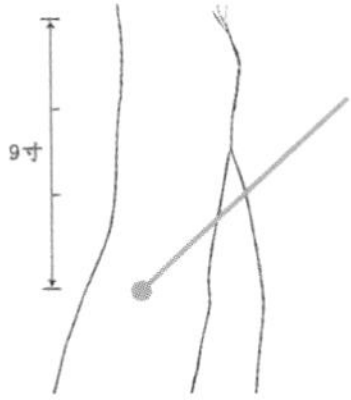

尺泽穴： 穴位位于在肘横纹中，肱二头肌腱大筋拇指侧凹陷处，微屈肘取穴。

穴位穴性 属于肺经，五行属水。

穴位功效 该穴有清宣肺气、泻火降逆的功效。

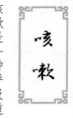

咳嗽

咳嗽是一种呼吸道常见症状，由于气管、支气管黏膜或胸膜受炎症、异物、物理或化学性刺激引起。咳嗽具有清除呼吸道异物和分泌物的保护性作用。但如果咳嗽不停，由急性转为慢性，常给人带来很大的痛苦，如胸闷、咽痒、气喘等，咳嗽也会伴随咳痰。

咳嗽的原因有吸入异物、感染、食物阻隔、气候改变、药物等。

指疗穴位处方：膻中穴 鱼际穴 气户穴

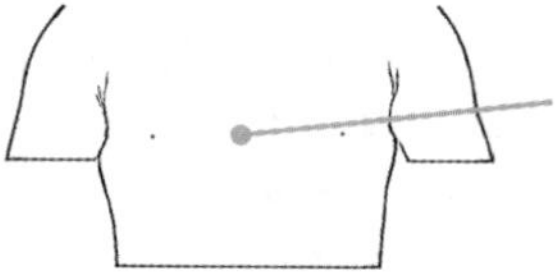

膻中穴：穴位位于前正中线上，两乳头连线的中点。

穴位穴性 属于任脉，五行属火。

穴位功效 该穴有宽胸理气、活血通络、清肺止喘、舒畅心胸的功效。

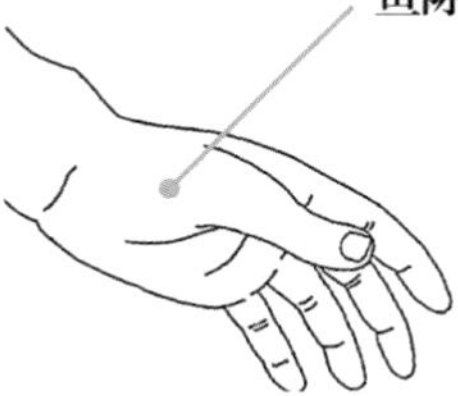

鱼际穴： 穴位位于大拇指掌根肌肉丰隆处赤白肉相合之处，掌骨中点，因形如鱼腹，故谓之鱼际。

穴位穴性 属于肺经，五行属火。

穴位功效 该穴有清肺泄热、利咽止痛的功效。

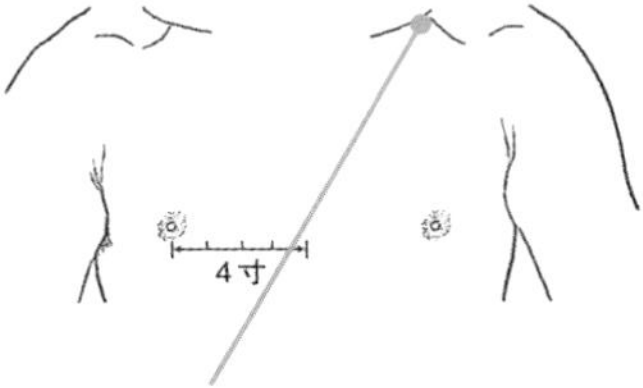

气户穴： 穴位位于乳头直上与锁骨交会点。

穴位穴性 属于胃经，五行属木。

穴位功效 该穴有调气、化瘀、散结的功效。

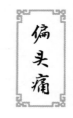

偏头痛

偏头痛是最常见的头痛类型，头痛多为偏侧，可伴有恶心、呕吐，是一种常见的慢性神经血管性疾病。多起病于儿童和青春期，中青年期达发病高峰，女性多见，人群中患病率为5%～10%。外部刺激或日常活动均可加重头痛，安静环境、休息可缓解头痛。

指疗穴位处方：承山穴 风市穴 合谷穴

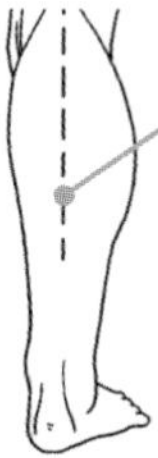

承山穴：穴位位于人体的小腿后面正中，当伸直小腿或足跟上提时，小腿肚包下出现的尖角凹陷处即是；也可用食指斜按住小腿向上推，至小腿肚腹隆起时有一折凹处，按压有酸痛感便是。

穴位穴性 属于膀胱经，五行属水。

穴位功效 该穴有运化水湿、固化脾土的功效。承山穴为身体除湿大穴，祛除湿气即可承担起人体这座“大山”。

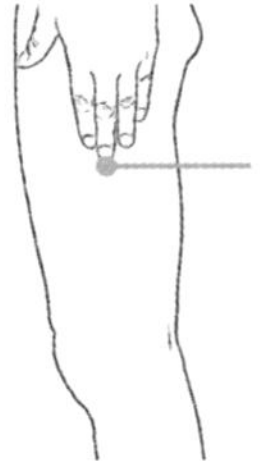

风市穴： 穴位位于垂直站立，双手下垂于体侧时，中指尖处。

穴位穴性 属于胆经，五行属金。

穴位功效 该穴有祛除风寒风热、运化水湿的功效。

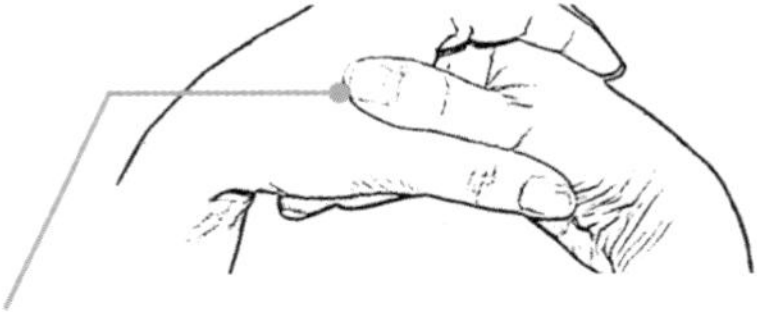

合谷穴： 穴位位于手背拇指、食指合拢肌肉最高点直下至食指掌骨处。或以一手的拇指指骨关节横纹，放在另一手拇、食指之间的指蹼缘上，拇指尖偏向食指处。

穴位穴性 属于大肠经，五行属金。

穴位功效 该穴有镇静止痛、通经活络、清热解表的功效。

冻疮

冻疮常见于冬季，由于气候寒冷引起的局部皮肤反复红斑、肿胀性损害，严重者可出现水疱、溃疡，病程缓慢，痒感明显，遇热后加剧，溃烂后疼痛。气候转暖后自愈，易复发。

寒冷是冻疮发病的主要原因，其发病原因是皮肤在遇到寒冷（0～10℃）、潮湿或冷暖急变时，局部小动脉发生收缩，久之动脉血管麻痹而扩张，静脉瘀血，局部血液循环不良而发病。患者自身皮肤湿度、末梢微血管畸形、自主性神经功能紊乱、营养不良、内分泌障碍等因素也可能导致发病。缺乏运动、手足多汗潮湿、鞋袜过紧及长期户外低温下工作等因素均可致使冻疮的发生。

指疗穴位处方： 承山穴 少府穴 尺泽穴

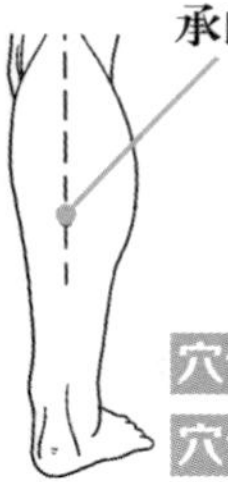

承山穴： 穴位位于人体的小腿后面正中，当伸直小腿或足跟上提时，小腿肚包下出现的尖角凹陷处即是；也可用食指斜按住小腿向上推，至小腿肚腹隆起时有一折凹处，按压有酸痛感便是。

穴位穴性 属于膀胱经，五行属水。

穴位功效 该穴有运化水湿、固化脾土的功效。承山穴为身体除湿大穴，祛除湿气即可承担起人体这座“大山”。

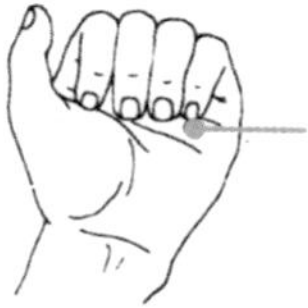

少府穴： 穴位位于握拳时，小指尖正对处。

穴位穴性 属于心经，五行属火。

穴位功效 该穴有缓解心悸、心痛等作用。

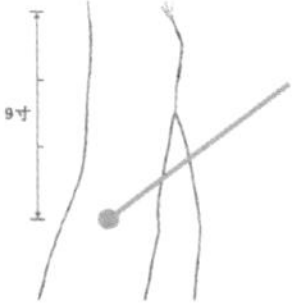

尺泽穴： 穴位位于肘横纹中，肱二头肌腱大筋拇指侧凹陷处，微屈肘取穴。

穴位穴性 属于肺经，五行属水。

穴位功效 该穴有清宣肺气、泻火降逆的功效。

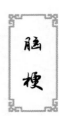

脑梗

脑梗死又称缺血性脑卒中，是指因脑部血液供应障碍，缺血、缺氧所导致的局限性脑组织的缺血性坏死或软化，脑梗死占全部脑卒中的80%。脑梗发作症状有猝然昏倒、不省人事、半身不遂、言语障碍、智力障碍等。

与脑梗有密切关系的疾病有糖尿病、肥胖、高血压、风湿性心脏病、心律失常、各种原因的脱水、各种动脉炎、休克、血压下降过快过大等。脑梗给人类健康和生命造成极大威胁，给患者、家庭及社会带来极大的痛苦和沉重的负担。

指疗穴位处方： 太冲穴 翳风穴 合谷穴

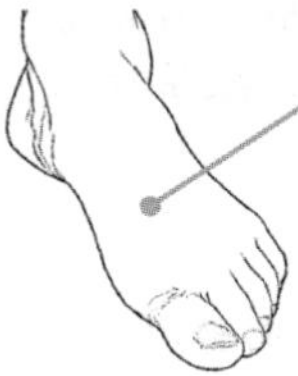

太冲穴： 穴位位于大脚趾和二脚趾骨向上交叉处。

穴位穴性 属于肝经，五行属土。

穴位功效 该穴有平肝熄风、清热利湿、通络止痛的功效。

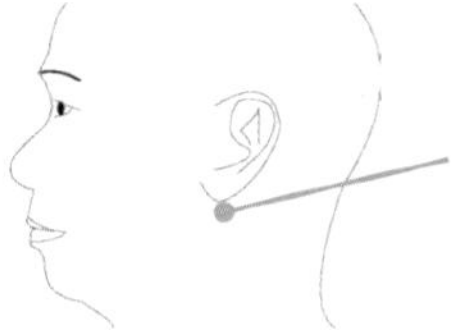

穴位穴性 属于三焦经，五行属水。

穴位功效 该穴有益气补阳、疏风散热的功效。

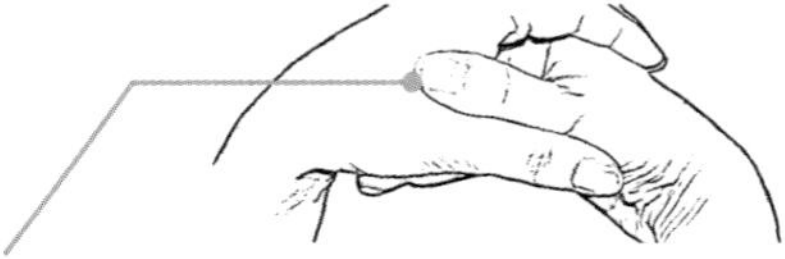
合谷穴：穴位位于手背拇指、食指合拢肌肉最高点直下至食指掌骨处。或以一手的拇指指骨关节横纹，放在另一手拇、食指之间的指蹼缘上，拇指尖偏向食指处。

穴位穴性 属于大肠经，五行属金。

穴位功效 该穴有镇静止痛、通经活络、清热解表的功效。

在持续降温的寒冷冬季里，可常食用一些温补的食物用来增加人体的热量，其中，当归红枣羊肉汤是最常饮用的一款滋补汤。在寒冬季节里喝上一碗当归红枣羊肉汤，具有温中补虚、驱寒暖胃、健脾益气、养血补血的食疗功效。这款滋补汤也是一款适合女性饮用的冬季养生汤，尤其适合体质虚弱、胃寒肾虚和消化不良的人以及产后血虚的产妇饮用。

当归红枣羊肉汤的做法：先将羊肉及羊排洗净切块，放入煮沸的开水中焯一下，并用勺子撇去浮沫，然后取出羊肉或羊排备用。再将生姜洗净去皮并切片，红枣去核，同时将当归用水泡洗干净备用。最后将上述所有处理好的食材放进汤锅中，加入适量清水，大火煮沸后再转中小火炖煮1个小时左右，加入适量食盐调味后即可出锅饮用。

吃素或不喜欢吃羊肉的人群也可以在冬季常喝丁香温胃茶，以达到温中散寒，行气止痛，降逆止呕的功效。

丁香温胃茶的做法：将用丁香3克、砂仁5克、生姜2片。放入茶壶，开水浸泡代茶服用。或加水300毫升煎至150毫升，餐后服用。

手指医院问诊表

日　　期:　　　　　　性　　别:

居 住 地:　　　　　　年　　龄:

病史主诉:

脉搏（次 / 分钟）:

脉搏力度（有力 / 无力）:

饮食（饮水 / 食量）:

睡眠:

舌苔（照片）:

小便颜色:

大便干稀:　　　　　　既往治疗:

寒热:　　　　　　过敏史:

出汗:　　　　　　遗传病史:

手脚冷热:　　　　　　补充情况:

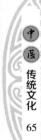

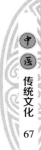

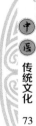